THEODOR MATTHES

25 Jahre Krebsforschung am Forschungszentrum der Akademie der Wissenschaften der DDR in Berlin-Buch

Der Festvortrag wurde am 9. Mai 1973
von OMR Prof. Dr. Theodor Matthes gehalten

Erschienen im Akademie-Verlag, 108 Berlin, Leipziger Str. 3–4

Lizenznummer: 200 · 100/576/74
Gesamtherstellung: VEB Druckhaus „Maxim Gorki“, 74 Altenburg
Printed in GDR
Einzeln nicht im Handel

25 Jahre Krebsforschung am Forschungszentrum der Akademie der Wissenschaften der DDR in Berlin-Buch*)

von *Th. Matthes*

Zu den das menschliche Individuum auszeichnenden Fähigkeiten gehört auch die Erinnerung, und die ständige Wiederholung der Jahresabläufe regt dazu an – wie im persönlichen Leben – die Wiederkehr politischer Zeitereignisse und Gedenktage von staatlichen und gesellschaftlichen Einrichtungen festlich zu begehen. Runden sich die Jahresringe zu Jahrzehnten oder sogar zu einem Vierteljahrhundert ab, dann verbindet sich das Verlangen zur Rückerinnerung mit der Notwendigkeit, über die gemeinsam zurückgelegte Wegstrecke nachzudenken, Erfolg und Mißerfolg abzuwägen, das erzielte Ergebnis mit aller Kritik einzuordnen und wesentliche Erfahrungswerte für die zukünftige Arbeit zu nutzen. Es gilt, was Goethe für den Einzelmenschen als höchstes Gut preist, daß er „das Ende mit dem Anfang in Verbindung setzen kann" auch für die Bemühungen unserer gesellschaftlichen Tätigkeit im Sozialismus.

Wenn das jetzige Zentralinstitut für Krebsforschung in diesen Tagen sein 25jähriges Bestehen festlich begeht, dann sollten wir uns stets der Tatsache bewußt sein, daß das 1947 mitten in den schweren Aufbaujahren gegründete Institut eine der ersten neuen wissenschaftlichen und medizinischen Einrichtungen unseres jungen sozialistischen Staates war. Darüber hinaus erfüllt es uns mit Stolz und Dankbarkeit, daß führende Repräsentanten der Sowjetunion sich für die Institutsgründung in selbstloser Weise eingesetzt haben. Ohne die hohen humanistischen Aufgaben und Zielen zugrundeliegende Anordnung des Oberbefehlshabers der sowjetischen Militäradministration im Juni 1947, die auf Grund eines Antrages einer Kommission von Akademiemitgliedern erfolgte, wäre nach dem Ende des ver-

*) In memoriam H. Gummel. Festvortrag am 9. Mai 1973

brecherisch angezettelten 2. Weltkrieges und dem totalen Zusammenbruch der faschistischen Herrschaft das Zentralinstitut für Krebsforschung in dieser Theorie und Praxis verbindenden Form sicherlich nicht entstanden. In dem schwer zerstörten Berlin begann sich auch auf dem Gelände der ehemaligen Kaiser-Wilhelm-Gesellschaft für Hirnforschung in Berlin-Buch nach 1945 das wissenschaftliche Leben wieder zu regen.
Erste Arbeitsmöglichkeiten wurden unter Leitung von Prof. *Moeglich* für Probleme der Festkörperphysik und biochemische Laboratorien unter der Leitung von ord. Akademiemitglied *Karl Lohmann* geschaffen. Auf Grund der Anordnung des sowjetischen Oberbefehlshabers wurde das Bucher Forschungsgelände der Akademie der Wissenschaften der DDR zugesprochen mit der Auflage, ein Institut für Medizin und Biologie zu errichten. Dabei war vorgesehen, die Bearbeitung von Problemen der theoretischen und klinischen Medizin beizubehalten und Versuchslaboratorien für die experimentelle Krebsforschung in Zusammenarbeit mit der klinischen Einrichtung, die sich im Rahmen einer Forschungsklinik mit der Diagnostik und Heilung von Krebskranken befassen sollte, neu zu erstellen. Bewundernswert ist der von unseren sowjetischen Freunden damals gezeigte wissenschafts- und gesundheitspolitische Weitblick, der späteren Entwicklungstendenzen bereits vorgriff und auch auf andere sozialistische und kapitalistische Staaten stimulierend ausstrahlen sollte. Unsere Freunde wurden dabei sicherlich von dem Wort *W. I. Lenin* beeinflußt: „Dem Bündnis von Wissenschaft, Proletariat und Technik wird keine noch so finstere Gewalt widerstehen können.“ In seiner grundlegenden Struktur vollzog sich die erste Phase des Aufbaues des Instituts für Medizin und Biologie etwa in den Jahren 1947 bis 1955. Unter dem Direktorat des späteren Präsidenten der Akademie der Wissenschaften der DDR und des Forschungszentrums Berlin-Buch, ord. Akademiemitglied *Walter Friedrich*, vollzog sich die Institutsentwicklung planmäßig und zügig und wurde in hervorragender Weise von dem Sekretär der Klasse für Medizin, ord. Akademiemitglied *Karl Lohmann*, unterstützt. Der hohen Wertschätzung und dem bedeutenden Einfluß dieser beiden hervorragenden Wissenschaftler unserer sozialistischen Republik ist es zu danken, daß sich anerkannte Naturwissenschaftler und Mediziner verschiedener wissenschaftlicher Qualifikationen und Fachrichtungen nach und nach zusammenfanden, um die damals nicht leichte, bereits vorprogrammierte Aufgabe gemeinsam in die Tat umzusetzen. So wurden im Rahmen des Instituts für Medizin und Biologie Abteilungen für Neutronen-

physik, Biophysik, Mikrobiologie, Biochemie, Genetik und Pharmakologie, eine Abteilung für biologische Krebsforschung und eine Geschwulstklinik gebildet. Damit war der äußere strukturelle Rahmen für eine enge Verbindung von Forschung und Praxis, von Wissenschaft und Leben hergestellt und es entstand in unserer sozialistischen Republik das erste wissenschaftliche Kollektiv – vorbildlich für beide deutschen Staaten –, das sich gezielt mit der Krebsproblematik beschäftigte.

Die Keimzelle des Zentralinstituts für Krebsforschung war die anfänglich zunächst mit relativ geringen Mitteln ausgerüstete Abteilung für biologische Krebsforschung, die von ord. Akademiemitglied *A. Graffi* 1948 aufgebaut und geleitet wurde. Auf Grund seiner umfassenden naturwissenschaftlichen und medizinischen Ausbildung und seinem Streben nach Erlangen einer soliden theoretischen Grundlage, die er bei so bedeutenden Wissenschaftlern und Lehrern wie *Thomas, Wagner* und *Sauerbruch,* Geheimrat *Otto, Hamperl* und *Huzella* erhalten hatte, brachte *A. Graffi* die denkbar besten Voraussetzungen für die Übernahme dieser wichtigen theoretischen Abteilung mit. Schon früher hatte sich *A. Graffi* mit Fragen der experimentellen Krebsforschung beschäftigt mit dem Ziel, die Erkundungsforschung weiter zu entwickeln, um damit den wissenschaftlichen Vorlauf für eine praxisnahe Geschwulstbekämpfung zu schaffen. Die Anzahl der in den ersten Jahren mit ihm tätigen 10 Mitarbeiter war zwar gering, aber die kleine Arbeitsgruppe verstand es unter seiner Federführung, trotz vieler zeitbedingter Unzulänglichkeiten, mit Ideenreichtum, Fleiß und persönlicher Hingabe wertvolle wissenschaftliche Aufbauarbeit zu leisten. Das *A. Graffi* immer wieder faszinierende und ihn bedrückende Krebsproblem wurde zwangsläufig für ihn zur unausweichlichen Lebensaufgabe. In Fortsetzung bereits früher begonnener Experimente beschäftigte sich die Arbeitsgruppe zunächst vor allem mit der Aufklärung der Wirkungsweise chemischer Karzinogene. Besonders zwei Schwerpunkte, Probleme der Krebsentstehung und die erfolgreiche Suche nach onkogenen Viren, die in vielen ideenreichen experimentellen Untersuchungen *A. Graffi* gemeinsam mit seinen Mitarbeitern durchführte, haben in den vergangenen 25 Jahren, wie wir noch im einzelnen sehen werden, wesentliches zur Erkenntnisvermehrung wissenschaftlicher Fragen des Krebsproblems beigetragen und zu einer zunehmenden internationalen Anerkennung der experimentellen Forschungsarbeit des jetzigen Bereichs des Zentralinstitutes für Krebsforschung geführt. Wertvoll war auch das stete Bemühen, Methodik und Ergebnisse der Forschung mehr und mehr auf den krebskranken Menschen auszurichten und trotz nicht zu verschweigender, zuweilen divergierender Meinungen, enge wissenschaftliche Kontakte und freundschaftliche Beziehungen zu den Mitarbeitern der Klinik herzustellen. In einer späteren Entwicklungsphase erhielt die kadermäßig und räumlich erweiterte Abteilung für biologische Krebsforschung im Jahre 1956 den Status eines selbständigen Bereiches und 1963 wurde im Rahmen der Gründung des Forschungszentrums Berlin-Buch daraus unter dem Direktorat von *A. Graffi* ein selbständiges Institut für Krebsforschung gebildet. Zu dieser Zeit war die Anzahl der Mitarbeiter bereits auf 70 angestiegen, von denen 17 als Wissenschaftler tätig waren. Die Breite des Forschungsspektrums zeigt die damals von der Methodik her geschaffenen 6 Abteilungen: Elektronenmikroskopie, virologische Gewebezüchtung, tierexperimentelle Abteilung, Abteilung für Biochemie, Immunologie, Genetik, Histologie und Hämatologie. Für die virologische Gewebezüchtung wurde ein zweckentsprechender, methodisch gut durchdachter Neubau geschaffen, der wesentliche Voraussetzungen für das progressive Forschungsgebiet dieser Abteilung schuf. Auch an dem Ausbau und der Weiterentwicklung wichtiger spezieller Tierzuchteinheiten war der experimentelle Bereich wesentlich beteiligt. Die differenzierte Ausbildung und Spezialisierung der Hochschulkader des Institutes für Krebsforschung ermöglichte eine umfassende interdisziplinäre Forschungsarbeit, wobei die anstehenden biologischen Krebsprobleme sowohl von der morphologischen Seite als auch von den Aspekten der chemischen Struktur und Funktion her erstmalig einer Klärung näher gebracht werden konnten und große internationale Anerkennung gefunden haben. Es ging dabei vorwiegend um vier Fragenkomplexe: 1. Viren als Krebsursache bei Tieren und den Menschen, 2. Krebserregende chemische Substanzen und ihre Wirkungsweise auf Zellen und Gewebe, 3. den Mechanismus der Metastasierung und 4. um Fragen der Chemotherapie maligner Tumoren mit der Zielsetzung einer gesteigerten Selektivität der Wirkung auf die Krebszellen. Bereits im Jahr 1965 wurde im Zuge einer weiteren Konzentration und engeren Kooperation der Krebsforschung in Berlin-Buch die auf freiwilliger Basis erfolgte Zusammenlegung des Instituts für Krebsforschung mit der Robert-Rössle-Klinik zu einem Institut für Krebsforschung der Akademie der Wissenschaften der DDR herbeigeführt, wobei eine relative Selbständigkeit der Institute erhalten blieb. Im Rahmen der Akademiereform erfolgte schließlich 1972 die Gründung eines Zentralinstituts für Krebsforschung, das von seinem Direktor, ord. Akademiemitglied *H. Gummel,* und seinem Stellvertreter, ord. Akademiemitglied *A. Graffi,* geleitet wird, der gleichzeitig die Funktion als Direktor des Bereichs für experimentelle Krebsforschung inne hat.

Auch die ursprüngliche Geschwulstklinik entwickelte sich 1948 aus kleinsten Anfängen, sie wurde später zu Ehren des bekannten Tumorpathologen, ord. Akademiemitglied und Sekretär der Klasse für Medizin, *R. Rössle,* in Robert-Rössle-Klinik umbenannt. Für klinische Zwecke stand auf dem der Akademie der Wissenschaften zugesprochenen Gelände ein kleines Gebäude zur Verfügung, das dem ehemaligen Hirnforschungsinstitut für neurologische Untersuchungen gedient hatte. Die Kapazität der Klinik umfaßte nach einer gewissen Umorganisation zunächst nur 24 Betten und die sich entwickelnde klinische Tätigkeit wurde von 3 Ärzten und 12 Schwestern bewältigt, wobei für kleine Eingriffe ein vorhandener provisorischer Operationssaal benutzt werden konnte. Nach der Vorstellung des ersten Direktors des Instituts für Medizin und Biologie, ord. Akademiemitglied *Walter Friedrich,* sollten alle klinisch anfallenden Laboruntersuchungen von den entsprechenden naturwissenschaftlichen Abteilungen des Instituts mit übernommen werden, um eine möglichst enge Kooperation zwischen Theorie und Praxis zu erzielen. Der sicher sehr beachtenswerte Vorschlag ließ sich jedoch, wie sich bald zeigen sollte, nur schwerlich in die Tat umsetzen, da die vorhandene Kapazität der naturwissenschaftlichen Abteilungen für zusätzliche Forschungsaufgaben und klinische Routineuntersuchungen nicht ausreichte. Aus diesem Grunde mußten auch in der Robert-Rössle-Klinik schrittweise labormäßige Einrichtungen für die klinische Forschungsproblematik und die Routineverfahren entwickelt werden. Das ärztliche Direktorat der Klinik wurde zunächst Prof. *Cramer* übertragen, der als Wissenschaftler und Radiologe über entsprechende Erfahrungen auf dem Karzinomgebiet verfügte. Vordringlich war die Schaffung einer provisorischen Röntgenabteilung für diagnostische Zwecke und der Auf- und Ausbau einer Poliklinik für Krebskranke. Der Zuspruch der Bevölkerung und die zunehmende Frequentierung der Bettenstation ließen bald erkennen, daß mit den vorhandenen Möglichkeiten für Diagnostik und Therapie der Geschwulstkrankheiten eine Forschungsklinik nicht aufzubauen und wissenschaftlich und ökonomisch nicht zu vertreten war. Mit dankenswerter Unterstützung des damaligen Direktors der Akademie der Wissenschaften der DDR, Prof. *Nass,* wurden weitreichende Pläne zum zielgerichteten

Ausbau der Klinik erarbeitet. Im besonderen war *H. Gummel* als Stellvertreter von Prof. *Cramer* mit aller Kraft bemüht, die chirurgische und andere Abteilungen der Geschwulstklinik zielstrebig und systematisch auszubauen, wobei er unbeirrt das Ziel vor Augen hatte, gemeinsam mit der Entwicklung der Abteilung für experimentelle Krebsforschung nach und nach ein klinisches und experimentelles onkologisches Zentrum, für das es in der Welt nur wenige Vorbilder gab, zu schaffen. Nach dem beschämenden Niedergang der Medizin in den Jahren des Hitlerfaschismus war es dringend notwendig, wieder Anschluß an den internationalen medizinischen Weltstand zu erhalten und besonders auch enge Kontakte mit der Sowjetunion und den anderen befreundeten sozialistischen Staaten herzustellen. Es war ein großer Arbeitsaufwand und Beharrlichkeit erforderlich, um sowohl die baulichen Voraussetzungen und Einrichtungen für eine immer stärker frequentierte Klinik zu schaffen, als auch ein wissenschaftliches Programm für die angewandte Krebsforschung zu entwickeln, das mit der experimentellen Abteilung abgestimmt war. Auch die vielfältigen Kaderfragen mußten im Interesse der progressiven Entwicklung des jetzigen Zentralinstitutes für Krebsforschung systematisch gelöst werden. Erschwerend kam dazu, daß auf den Gebieten der allgemeinen sowie der onkologischen Chirurgie z. T. auch der Radiologie sich international in den vierziger Jahren bedeutende Weiterentwicklungen vollzogen hatten, von denen wir durch die Kriegsereignisse in unserem Land nur wenig Kenntnis erhalten hatten. Das wissenschaftliche Forschungsprogramm entwickelte sich immer stärker aus der Thematik der Klinik heraus. Es war eine vordringliche Aufgabe, eine Verbesserung der Prophylaxe, Diagnostik und Therapie der sozialhygienisch bedeutungsvollsten Krebserkrankungen, insbesondere des Lungenkrebses, der Karzinome des gesamten Verdauungstraktes sowie des Brustdrüsenkrebses und des Gebärmutterhalskarzinoms der Frau zu erzielen. Folgerichtig entstanden klinisch und wissenschaftlich tätige Abteilungen, die mit profilierten Leitern und Mitarbeitern besetzt wurden. Die notwendige Ausbaustufe des Operationssaales und die Eröffnung einer Intensivpflegestation für die operativ versorgten Krebskranken wurde schon zu Beginn der 50er Jahre erreicht. 1959 erfolgte dann als seitlicher Anbau an die Klinik das Röntgenhaus, das für eine qualitätsgerechte Diagnostik und Therapie von Geschwulstkrankheiten ebenso erforderlich wurde wie später die Einrichtung einer Nuklearmedizinischen Abteilung.

Nach dem Ausscheiden von Prof. *Cramer* übernahm 1954 *H. Gummel* das

Direktorat der Klinik, der sich unabänderlich für eine konsequente Fortsetzung der begonnenen Aufgabe einsetzte. Die gute theoretische Ausbildung, die *H. Gummel* an den Instituten der Professoren *Rössle* und *Heubner* der Berliner Charité erhalten hatte und die ihn schon in seinen Assistentenjahren mit der Krebsproblematik in Berührung brachte, wurde verstärkt durch seine langjährige chirurgische Ausbildungszeit an der Breslauer Chirurgischen Universitätsklinik unter *K. H. Bauer,* einem der Altmeister der Krebsforschung und der Chirurgie unserer Zeit. So waren auch bei *H. Gummel* die naturwissenschaftlichen und experimentellen Grundlagen mitbestimmend, vielleicht sogar entscheidend, für die Zielsetzung der vorgezeichneten ärztlichen Lebensaufgabe.

Blickt man noch einmal die vergangenen Jahrzehnte rückwärts, dann wird einem gegenwärtig, welches Ausmaß an harter Entschlußkraft, gepaart mit Zuverlässigkeit und Ausdauer, selbstlosem Wirken und vorbildlichem persönlichen Einsatz, aber auch an sozialistischem und gesellschaftlichem Bewußtsein für die Leiter der Institute und für manche Mitarbeiter erforderlich waren, um gegen vielerlei Widerstände, Ressentiments, Intoleranz und Skepsis bestehen zu können, die sich bei einer so umfassenden Zielsetzung – dem Aufbau eines modernen zentralen Krebsinstitutes mit Klinik beinahe zwangsläufig ergeben mußten. Im Mittelpunkt aller Erwägungen stand der krebskranke Mensch, dem es galt, in seiner Not mit allen ärztlichen und pflegerischen Mitteln und allen denkbaren therapeutischen Möglichkeiten zu helfen. So entstand in einer weiteren Entwicklungsetappe der Robert-Rössle-Klinik ein neues Bettenhaus mit 130 Betten, das neuesten hygienischen und sanitären Anforderungen im Krankenhauswesen entsprach. Für die Weiterentwicklung der großen krebschirurgischen Eingriffe war eine moderne Anaesthesie unentbehrlich geworden. Deshalb wurden schon relativ frühzeitig interessierte Kollegen, z. T. im Ausland, als Anaesthesisten ausgebildet. Die Anaesthesieabteilung der Klinik entwickelte sich späterhin zu einer führenden Institution in der DDR und erhielt auch internationale Anerkennung. Erstmalig in der DDR war auch die Abteilung für Nachsorge, Statistik und Dokumentation der Robert-Rössle-Klinik, die u. a. die Aufgabe hatte, neue datenverarbeitungsgerechte Krankenblattformulare für die wichtigsten Krebskrankheiten speziell zu entwerfen, sie statistisch auszuwerten und die turnusmäßige Nachuntersuchung der behandelten Krebskranken vorzunehmen und sie zu betreuen. Auch die Thoraxchirurgie zur operativen Behandlung des Lungenkarzinoms mußte völlig neu entwickelt werden, da auch auf diesem Spezialgebiet sich in den vierziger Jahren entscheidende Neuentwicklungen im Ausland vollzogen hatten. So wurde die Robert-Rössle-Klinik wohl die erste Klinik, von der die Entwicklung der Lungenchirurgie mit besonderer Zielstellung auf den rasch zunehmenden Bronchialkrebs in der DDR ihren Ausgang nahm. Ähnliches galt für die Chirurgie der Karzinome des Magen-Darmtraktes, wo neuartige Methoden sich durchzusetzen begannen aber auch neu entwickelt und erprobt werden mußten. Besondere Aufmerksamkeit erhielt auch die Medizinisch-diagnostische und Chemotherapeutische Abteilung, die sich besonders in den letzten Jahren vorrangig mit einer individualisierten Chemo- und Immuntherapie und einer Kombinationsbehandlung des menschlichen Krebses beschäftigt.

Am Ende der sechziger Jahre erfolgte als letzter Bauabschnitt der unvermeidbar gewordene Neubau eines Operationstraktes mit einer Intensivpflegestation, die beide neuzeitlichen internationalen technischen Anforderungen entsprechen und für viele Krebskranke sich als vorbildlich bewährt haben. Im Sockelgeschoß entstanden zusätzlich erforderlich gewordene wichtige experimentelle Laboreinheiten und eine leistungsfähige Abteilung für klinische Pathologie und Histologie, die bisher nur notdürftig in Kellerräumen untergebracht war.

So ist die Robert-Rössle-Klinik in den vergangenen 25 Jahren zu einer hochspezialisierten Forschungsklinik geworden, die im In- und Ausland bekannt ist und allgemein hohes Ansehen genießt. Zu den wichtigsten klinischen Forschungsvorhaben gehören heute 1. die frühe Erfassung von Geschwulsterkrankungen durch prophylaktische Untersuchungen von Risikogruppen und eine verbesserte Geschwulstdiagnostik durch Einführung neuer Untersuchungsmethoden zur früheren Erkennung und Behandlung von Praekanzerosen und Tumoren, 2. die Verbesserung der chirurgischen Behandlungsergebnisse durch Vervollkommnung der Methodik und zusätzliche Immun- und Chemotherapie, 3. die Erhöhung der Effektivität der Strahlenbehandlung durch Einführung neuer Strahlenqualitäten und physikalische und biologische Optimierung der Bestrahlungsmethoden, 4. der Aufbau einer selektiven individualisierten Chemotherapie, 5. die Nutzbarmachung immunologischer Mechanismen zur Verbesserung der Prophylaxe, Diagnostik und Therapie des Krebses und 6. der systematische Ausbau der Kombinations- und Allgemeinbehandlung.

Das neue 1972 gegründete Zentralinstitut für Krebsforschung erhielt gleichzeitig die Funktion eines Leitinstitutes und übernahm die Federführung und Koordinierung der wissenschaftsorganisatorischen Belange der WK Krebsforschung des Ministeriums für Gesundheitswesen der DDR. Dadurch konnte die Zusammenarbeit auf wissenschaftlichem Gebiet wesentlich verbessert werden. Viele prominente und namhafte Wissenschaftler und Fachexperten des onkologischen Arbeitsbereiches aus aller Welt waren in den vergangenen 25 Jahren Gäste sowohl im experimentellen als auch im klinischen Teil des Zentralinstitutes für Krebsforschung und konnten sich von der hier geleisteten Arbeit überzeugen und manche Anregung geben oder mitnehmen. Besonders mit den sowjetischen onkologischen Instituten in Moskau, Leningrad und Kiew und den anderen befreundeten sozialistischen Staaten entwickelte sich ein reger gegenseitiger Erfahrungs- und Studienaustausch und in den letzten Jahren eine immer engere wissenschaftliche Kooperation, die sich nutzbringend auf die eigene Arbeit auswirkte und steter Förderung und des weiteren Ausbaues bedarf. Erfolgreich und gern besucht waren die regelmäßig von der Robert-Rössle-Klinik durchgeführten Fortbildungskurse für Ärzte, die in der DDR eine weitgehende Resonanz fanden. Auch die Öffentlichkeitsarbeit im Fernsehen, dem Rundfunk sowie der Presse wurde soweit wie möglich gefördert, um auf psychologische Weise die Bevölkerung über wichtige Fragen der Krebsproblematik aufzuklären und damit zur Früherfassung und Frühbehandlung wichtiger Krebsformen beizutragen. Wissenschaftlich stark beachtet waren mehrere, von *A. Graffi* geleitete Symposien des experimentellen Bereiches, die eine hervorragende internationale Beteiligung aus Europa und Übersee aufwiesen und sich z. B. mit Fragen der Kanzerogenese oder im Rahmen der sozialistischen Staaten mit Problemen einer besseren Koordinierung der Krebsforschung beschäftigten. Der Brustdrüsenkrebs wird allgemein als Amme der Geschwulstforschung angesehen. Viele Fakten über die Genese, die Wachstumsbedingungen, die Diagnostik und Behandlung sind in vielen Jahrzehnten in mosaikartiger Kleinarbeit über das Mammakarzinom erforscht worden. Der wissenschaftlich erzielte Vorlauf wird jedoch in der Praxis erfahrungsgemäß noch unvollständig genutzt. Dies war einer der Gründe, daß unter Leitung von *H. Gummel* im Oktober 1972 im Plenarsaal der Akademie ein weithin beachtetes Symposium über das Mammakarzinom abgehalten wurde. Das Ergebnis dieser Arbeitstagung bestätigte die Tatsache, daß die Erforschung des Wesens der Krebskrankheit nur in einer echten Symbiose zwischen Experiment und Klinik

auf nationaler und internationaler Ebene erfolgen kann. Die Schlußfolgerungen wurden in 16 therapeutischen Grundsätzen festgelegt, wobei 11 Richtlinien zur Anwendung in der Praxis dienen sollen. Ähnliche Gedankengänge waren auch der Anlaß, daß Wissenschaftler des Zentralinstitutes für Krebsforschung die Leitung der vor einigen Jahren in der DDR neu gegründeten Gesellschaft für Geschwulstbekämpfung übernahmen. Vor kurzem wurde in Dresden mit reger internationaler Beteiligung die 2. wissenschaftliche Arbeitstagung unter dem Vorsitz des Direktors des Zentralinstituts für Krebsforschung, *H. Gummel*, abgehalten. Diese Tagung beschäftigte sich u. a. vordergründig mit der Problematik der Verhütung, Erkennung und Behandlung von Wiedererkrankungen bei Geschwulstleiden. Gerade diese Frage hat bei manchen Krebserkrankungen hinsichtlich des Auswachsens primär nicht erfaßbarer oder später sich entwickelnder Metastasen oder der Entstehung lokaler Geschwulstrezidive für Arzt und Patient weitreichende prognostische Bedeutung. Darüber hinaus standen noch andere aktuelle Probleme – der Kanzerogene der Umwelt, der Cytodiagnostik des Krebses, der Praevention des Bronchialkarzinoms sowie praktisch bedeutsame Fragen der Geschwulstbekämpfung im Brennpunkt anregender Diskussionen.
Der Mitarbeiterstab im Zentralinstitut für Krebsforschung ist in den letzten Jahren annähernd konstant geblieben, so sind z. Z. 101 Hochschulkader und 408 weitere Mitarbeiter tätig, die in den Forschungs- oder Routinelaboratorien, in der Klinik, Poliklinik, Verwaltung oder als Handwerker tätig sind. Viele von ihnen haben sich durch Teilnahme an Kursen oder im Abendstudium weiterqualifiziert. Die vielfältige wissenschaftliche Tätigkeit, aufgeschlüsselt in den experimentellen Bereich, die Robert-Rössle-Klinik und die 1972 entstandene Abteilung für Tumorimmunologie, war in den vergangenen Jahrzehnten inhaltlich vielseitig und umfangreich. Die Ergebnisse der wissenschaftlichen Arbeiten führten insgesamt gesehen, zu bemerkenswerten neuen Erkenntnissen und einer Reihe auch international anerkannten Spitzenleistungen auf den Gebieten der Onkologie, auf die später noch eingegangen werden wird.
All das was in den vergangenen 25 Jahren von der Leitung und den Mitarbeitern des Zentralinstitutes für Krebsforschung an wissenschaftlichen, klinischen, organisatorischen und verwaltungstechnischen Leistungen gemeinsam für unsere sozialistische DDR erbracht werden konnte, war nur möglich durch die ständige Anleitung und Förderung unserer Arbeit durch

die verschiedenen Leitungsebenen der Partei der Arbeiterklasse – der SED. Weitere Hilfe fanden wir durch die stete Unterstützung der Gewerkschaft, durch die großzügige Finanzierung staatlicher Institutionen, durch die verständnisvolle Zusammenarbeit mit dem Ministerium für Gesundheitswesen und dem Ministerium für Hochschulwesen und nicht zuletzt in den oft entscheidenden hilfreichen Bemühungen der Leitungskader der Akademie der Wissenschaften der DDR. All diesen Einrichtungen und Persönlichkeiten, in Sonderheit unserem hochverehrten Herrn Präsidenten, Prof. Dr. *Klare*, und dem Direktor des Forschungszentrums für Molekularbiologie und Medizin in Berlin-Buch, Akademiemitglied *W. Scheler*, gebührt an diesem Tag der Cäsur der aufrichtige Dank von Leitung und Mitarbeitern des Zentralinstitutes für Krebsforschung. Dieser Dank soll auch die Verpflichtung beinhalten, alles in unserer Kraft stehende zu tun, um in Forschung und Praxis dem Ziel zu dienen, dem Krebskranken in Zukunft wenn möglich noch besser helfen zu können. Dies eingedenk der Worte von *Bertolt Brecht:* „So wie die Erde ist, muß die Erde nicht bleiben. Sie anzutreiben, forscht bis ihr wißt."
Seit vielen Jahrhunderten ist es das Streben des Menschengeschlechts in dem immer wiederkehrenden Wechsel naturwissenschaftlicher Vorgänge in unerforschte Gebiete vorzudringen und mit Ideenreichtum, Forscherdrang und Beharrlichkeit Gesetzmäßigkeiten und Erkenntnisse aufzufinden, die das menschliche Dasein erleichtern helfen. Zu den Beschwernissen dieses Daseins gehören in der Medizin auch etwa 2000 Krankheiten, die in ihrer Genese zu einem großen Teil noch unbekannt und therapeutisch kaum oder nur schwer heilbar sind. Die Krebserkrankungen stehen im Hinblick auf ihre Häufigkeit und ihre schwierige therapeutische Beeinflussung mit an erster Stelle und stellen ein ernstes gesundheits- und gesellschaftspolitisches Problem dar, wie statistische Zahlenangaben zeigen. So erkranken in unserer Republik jährlich etwa 60000 Menschen, d. h. im Laufe des Lebens etwa jeder 5. an einem Krebsleiden und bei 40 000 Bürgern wird im Jahr als Todesursache eine bösartige Geschwulsterkrankung festgestellt. Man wird dabei an die Worte eines altindischen Epos erinnert: „Ich bin der Tod, der alles raubt, Erschütterer der Welten". Der oft zitierte Hinweis: „Vorbeugen ist besser als Heilen" hat für die Geschwulstbekämpfung grundlegende Bedeutung erhalten. Naturwissenschaftlich fundiert ist eine aktive Krebsverhütung erst, seitdem Krebsursachen biologisch-chemisch und physikalischer Art bekannt geworden sind und schrittweise entdeckt

wurden. Die stärkere Orientierung auf die Krebsprophylaxe ist genauso wichtig wie die Erarbeitung besserer frühdiagnostischer Methoden und die Durchführung einer optimalen adäquaten Krebstherapie. Der seit langem bekannte Berufskrebs gibt uns Hinweise dafür, daß durch Ausschaltung spezifisch krebserzeugender Ursachen eine Karzinomentstehung praktisch verhütet werden kann. Bei der Krebsprävention handelt es sich nicht allein nur um die Ausschaltung krebsinduzierender organisch-chemischer Substanzen, sondern, wie neueste Untersuchungen gezeigt haben, auch um die Kenntnis von in der Natur vorkommenden Produkten höherer Pflanzen, wie z. B. dem Adlerfarn, der in vielen Ländern der Welt zu schweren Vergiftungserscheinungen und zu Blasentumoren bei Rindern geführt hat, auch um Mykotoxine, wie die Aflatoxine, die zu hohen Verlusten am Geflügelbestand in England beigetragen haben. Diese und andere toxische Naturstoffe sind in der Lage, kanzerogene Substanzen zu synthetisieren und ihre biochemische Wirksamkeit auf die Nukleinsäuren der somatischen Zellen zu richten. Insgesamt ist es eine Vielzahl von auf den Menschen zukommenden zusätzlichen Umwelteinflüssen, wie Strahlenschäden, Nahrungsmittelverunreinigungen, Antibiotika, Herbicide, Medikamente und industrielle Nebenprodukte, die mehr oder weniger an einem Kanzerisierungsprozeß beteiligt sein können. So sind die Feststellungen des „WHO-Komitees on Prevention" nicht erstaunlich, daß etwa $^2/_3$ aller menschlichen Organkrebse durch exogene Noxen verursacht werden sollen. Die Tatsache, daß die Mehrzahl der menschlichen Organkrebse durch Faktoren verursacht werden, die mit der Umwelt und menschlicher Lebensweise in Zusammenhang stehen, führte im Sommer 1970 durch die besondere Initiative und Unterstützung des Direktors des Zentralinstitutes für Krebsforschung zur Gründung einer Abteilung für praeventive Onkologie, in der Wissenschaftler verschiedener Fachrichtungen tätig sind. Das breite Aufgabengebiet reicht von Problemen der primären Praevention, d. h. dem Auffinden von kanzerogenen und kokanzerogenen Noxen in der Biosphäre bis zur Gewinnung von Ansatzpunkten für praeventivmedizinische Maßnahmen. Auf dem Gebiet der primären Prävention muß besonders die anläßlich der 2. Tagung der Gesellschaft für Geschwulstbekämpfung der DDR mit dem Robert-Rössle-Preis ausgezeichnete Kollektivarbeit der Autoren *Gibel, Lohs, Ziebarth, Wildner* und *Stieglitz* über „Eine hepatoxische, hämatotoxische und kanzerogene Wirkung bestimmter phosphororganischer alkylierender Pesticide" hervorgehoben werden. Von praktischer Bedeutung sind auch Arbeiten über den Aufbau einer Noxen-Dokumentation gemeinsam mit den sowjetischen Kooperationspartnern in Moskau und Leningrad. Da die Aufgaben der praeventiven Onkologie enge Beziehungen zum Komplex der Lebens- und Arbeitsbedingungen, zu den Lebensgewohnheiten und Verhaltensweisen und dadurch zu den immer mehr an Aktualität gewinnenden Fragen des Umweltschutzes aufweisen, beschäftigen sich die Wissenschaftler dieser Abteilung auch mit Fragen der Gesundheitserziehung und Gesundheitspropaganda. Ständige Öffentlichkeitsarbeit ist daher fester Bestandteil dieser Arbeitsrichtung.

Es ist bisher noch nicht möglich, den molekularen Mechanismus der Regulation von Zellwachstum und Zelldifferenzierung beim Krebs zu erklären, obwohl es eine Reihe von Vorstellungen darüber gibt, in welchen der fundamentalen molekularbiologischen Prozesse bei der Neoplasie Veränderungen zu beobachten sind. Diskutiert werden z. B. Mechanismen der feedback-inhibition und der feedback-repression bei regulatorischen Schlüsselenzymen. Als Konsequenz dieser ist eine Durchbrechung der metabolischen und hormonellen Stoffwechselregulation bei der malignen Transformation und des malignen Wachstums anzunehmen. Hohe ätiologische Bedeutung haben Fehler in der Programmierung der genetischen oder epigenetischen Information, die heute als wahrscheinliche Ursache der Krebszellentartung angesehen wird. Neben anderen Faktoren führt eine sich summierende Maximaldosis eines oder mehrerer Karzinogene oder zusätzlich kokarzinogen wirkende Zellgifte erst nach längerer Latenzzeit, beim Menschen oft erst nach mehreren Jahrzehnten, zum klinisch manifesten und erkennbaren Krebs. Die relativ lange Induktionsphase beim menschlichen Krebs macht es noch schwieriger, das Verhältnis von Ursache und Wirkung zu ergründen. Es gibt aber keinen Grund dafür zu glauben, daß der Mensch gegenüber der großen Variabilität von karzinogenen Faktoren, die in Tierexperimenten auch weitgehend erforscht wurden, eine Ausnahmestellung einnimmt. Auf dem Gebiet der chemischen Kanzerogenese, speziell der Wirkungsweise chemisch krebserzeugender Substanzen auf Zellen und komplexe Gewebe, haben *A. Graffi* und seine Mitarbeiter international stark beachtete Ergebnisse beigetragen. So wurde durch fluoreszenzmikroskopische und spektrophotometrische Untersuchungen polyzyklischer Kohlenwasserstoffe – z. B. des Benzpyrens – gezeigt, daß deren selektive Anreicherung im Zytoplasma speziell den Mitochondrien und im endoplasmatischen Retikulum unter Aussparung der Zellkerne erfolgt. Auch die Initialwirkung und Tumorrealisierung konnte mittels krebserzeugender Kohlenwasserstoffe an der Mäuse- und Kaninchenhaut weitgehend geklärt werden. Im Ergebnis dieser Versuche wurde bewiesen, daß für polyzyklische Kohlenwasserstoffe die Irreversivilität der kanzerogenen Insulte, deren volle Summationsfähigkeit, das praktische Fehlen einer unterschwelligen Einzeldosis, das Vorliegen einer umgekehrten Proportionalität zwischen Dosis und Latenzzeit sowie die Bedeutung des Zeitfaktors für den Vorgang der Kanzerogenese bestehen muß. Auch am Beispiel der Wirkungsweise des Urethans und des 1,2-Dibenzenthrazens auf die Mäusehaut wurde von *A. Graffi* und seinen Mitarbeitern erstmalig der Nachweis für die Existenz inkompletter Kanzerogene erbracht, die nur in der Kombination mit einem kokanzerogenen Faktor zur Geschwulstbildung führen und vor allem eine sich auf den ganzen Körper erstreckende systematische Initialwirkung aufzeigen.

Neben der Erforschung des Genmechanismus und der chemischen Kanzerogenese haben die Untersuchungsergebnisse immunologische Zusammenhänge und der Abwehrfaktoren des Organismus sowie, wie bereits erwähnt, der Nachweis und die Suche nach onkogenen Viren heute eine vorrangige Bedeutung, an deren wissenschaftlicher Bereicherung die Krebsforschung in Berlin-Buch in enger Kooperation mit den sozialistischen Ländern beiträgt. Die Thematik der onkogenen Viren als Krebsursache bei Tieren und dem Menschen gehört seit langem zu den erfolgreichsten Schwerpunktsproblemen des experimentellen Bereiches unter *A. Graffi,* und er hat auch auf diesem Gebiet bedeutende Erstentdeckungen erzielen können. Folgende Ergebnisse haben besondere Anerkennung gefunden: 1. der Nachweis und die detaillierte Charakterisierung eines C-Partikel-Virus, das die myeloische Leukämie der Maus verursacht und auch bei Ratten wirksam ist. 2. die Isolierung eines speziellen Unterstammes des Polyoma-Virus und der Nachweis seiner Übertragbarkeit durch chemisch isolierte Nukleinsäure. 3. die Entdeckung und elektronenmikroskopische sowie chemische Charakterisierung eines neuen Virus der Papova-Gruppe, das beim Goldhamster multiple Hauttumoren erzeugt und das zusätzlich die Eigenschaft hat, beim Goldhamster und der Ratte latente Viren vom C-Partikeltyp zu aktivieren, wobei verschiedene Tumorarten entstehen. Damit wurde ein neues Prinzip des komplexen Wirkungschemas von Krebsviren aufgezeigt, daß evtl. auch für den Menschen bedeutsam ist. 4. Entdeckung und biologische und elektronenmikroskopische Charakterisierung von mehreren C-Partikel-Viren, die für die Entstehung von verschiedenen Leukämien sowie von Sarkomen und Mesotheliomen beim Goldhamster verantwortlich sind. 5. sogenannte „Inducer-Wirkung" zellfreier Filtrate bestimmter menschlicher Tumoren beim Goldhamster im Sinne der Auslösung von Leukosen in einem hohen Prozentsatz und 6. Elektronenmikroskopischer Nachweis von C-Partikel-Viren in einigen menschlichen Tumoren. Der gegenwärtige Schwerpunkt dieser Arbeitsrichtung ist folgerichtig auf den Nachweis virusbedingter menschlicher Tumoren gerichtet. In neuester Zeit gewinnt auch die immunologische Krebsforschung immer stärker an Bedeutung, wobei an der Erarbeitung neuer wissenschaftlicher Ergebnisse das Zentralinstitut für Krebsforschung wichtige Aspekte beitragen konnte. In der tumorimmunologischen Abteilung gelang es am Beispiel einer experimentellen Mäuseleukämie nachzuweisen, daß Leukämiezellen spezifische Antigene enthalten, gegen die tumorale und zelluläre Abwehrreaktionen induzierbar sind. Durch Antikörper konnten die Antigene an der Zellmembran lokalisiert und der Nachweis der Antigene mit der Anwesenheit eines Leukämievirus in Beziehung gebracht werden. Es zeigte sich ferner, daß in normalen und neoplastischen Zellen, die gleichermaßen mit dem Virus infiziert werden können, in der Zellmembran identische Antigene nachweisbar werden. Auf Grund der Antigencharakteristik konnte auch die durch das chemische Karzinogen Methylnitrosoharnstoff ausgelöste Leukämie den Virusleukosen zugeordnet werden. Das klinische Karzinogen aktiviert scheinbar ein latent in allen Zellen vorhandenes Leukämievirus. An Zellen menschlicher Leukosen wurden ähnliche charakteristische Antigene an der äußeren Zellmembran gefunden. Diese Untersuchungen haben durch den Nachweis von Antigenen und spezifischen Abwehrreaktionen bei Leukosen dazu beigetragen, das Gebiet der Tumorimmunologie zu aktivieren und auch mit Untersuchungen zu beginnen, die der Entwicklung einer Immuntherapie des Krebses dienen.

Zu den Schwerpunkten der Forschungsaufgaben der Robert-Rössle-Klinik gehören im Rahmen der Verbesserung der Krebsdiagnostik und Früherkennung des Krebses u. a. die Erarbeitung neuer Laboratoriumsmethoden. Im Laboratorium für klinische Mikrobiologie wurde das Konzept und Modell eines mikrobiologischen Krebstestes in Fortsetzung der Forschung ausländischer Laboratorien, die sich mit der selektiven Tumorzerstörung durch anaerob wachsende Sporenbakterien befaßten, experimentell begründet. Der mikrobiologische Krebstest nutzt die selektive Auskeimung und

Vermehrung anaerober Sporenbakterien in der Mikronische proliferierender Tumorzellen, wobei die Vermehrungskurve der Restbakterien direkt oder über Sekundärphaenomene in den Test- und Kontrollgruppen von Versuchstieren gemessen wird. Mit diesem Modell läßt sich das Krebswachstum quantitativ und qualitativ von gutartigen Zellneubildungen abgrenzen; der Vorteil liegt in der frühzeitigen Reaktion und Empfindlichkeit des Testes. Das Testsystem des Sichtbarmachens von Zellwachstum durch Bakterienwachstum bildet die Grundlage für einen mikrobiologischen Krebstest des Menschen mit unschädlichen apathogenen Sporenbakterien. Eine Lokalisierung dieses allgemeinen Krebserkennungssystems für wachsende Solitärtumoren muß mit zusätzlichen Methoden der Radioisotopentechnik erfolgen. Weitere Forschungen sind notwendig, um Indikation und Einsatzfähigkeit des Tests für sozialhygienisch wichtige Organtumoren des Menschen methodisch und organisatorisch abzuklären.

Da die Einsatzfähigkeit derartiger spezifischer Immuntests für die Praxis z. Z. noch nicht besteht, muß die prophylaktische Krebsfährtensuche sich solcher Früherkennungsmethoden bedienen, die bei leicht zugänglichen Organkarzinomen Reihenuntersuchungen krebsgefährdeter Jahrgänge bzw. von Risikogruppen ermöglichen. Zusätzliche Bedeutung für die Karzinomdiagnostik gewinnt neben der althergebrachten und in unserer Klinik immer spezieller und besser ausgebauten und eingesetzten Röntgendiagnostik die Endoskopie, die neben der Sichtbarmachung des Befundes auch eine histologische Befundsicherung und eine Endophotographie erlaubt. Ende der 60er Jahre wurden deshalb in unserer Poliklinik die international gebräuchlichen Glasfaserinstrumente zur Gastroskopie eingeführt. Ein Instrumentierkanal erlaubt das Einführen kleiner Zangen, die aus verdächtigen Befunden des Magens Probeexzisionen gestatten und damit zu einer frühzeitigen Erkennung eines Magenkrebses beitragen. Für die Früherkennung des Magenkrebses spielt die chronische Gastritis als potentielle Vorkrankheit eine besondere Rolle. Deshalb setzte sich an unserer Poliklinik die Einführung einer blinden Saugbiopsie durch, die eine Diagnostik der chronischen Gastritis erlaubt. Mit Hilfe dieses methodischen Vorgehens gelang es, wichtige Einblicke in die Entwicklungsbedingungen und den Verlauf der chronischen Gastritis zu erhalten und unter Einbeziehung von Prüfungen des Nukleinsäuregehaltes der Magenschleimhaut und Verwendung des Verfahrens der Durchflußimpulszytophotometrie eine Früh- und Differentialdiagnostik als Screeningmethode auszubauen.

Das Hauptarbeitsgebiet der seit 20 Jahren bestehenden gynäkologischen Abteilung unseres Zentralinstitutes ist das Cervix-Karzinom – der häufigste Krebs der Frau –. Die vertretene arbeitshypothetische Auffassung ging davon aus, daß an der Cervix uteri, wie für keine übrige Lokalisation des menschlichen Organismus, ein vollständiges Kanzerisierungsmodell mit allen Früh- und Spätentwicklungsstufen vorlag und erforscht werden konnte und daß auch theoretisch innerhalb der „Status nascendi Situationen" eine für die kanzerogenetische Transformation leichter faßbare Analysenmöglichkeit gegeben sei. Zusammen mit den übrigen Bearbeitern ist es mit das Verdienst unserer gynäkologischen Abteilung, daß wir heute durch die Ergebnisse histologischer, zytologischer, kolposkopischer und klinischer Verlaufsforschung von dem ersten vollständigen, spontanen menschlichen Kanzerisierungsmodell sprechen können, das in seinen Stufen klar definiert wurde. Auf der Basis dieses und anderer zusätzlicher Arbeiten vollzieht sich der gegenwärtige Einsatz der Massenuntersuchungen der Frau. Auch die theoretische Ausgangsbasis der Forschungen an der Cervix uteri hat durch eine analytische Bearbeitung zur Erkennung eines onkogen infektiösen Nukleoproteids aus frühen Kanzerisierungsstufen geführt, das noch weiterer wissenschaftlicher Abklärung bedarf.
Wenden wir uns der Krebsbehandlung zu, müssen wir davon ausgehen, daß die operative kurative Ausrottung einer Geschwulst und ihrer regionalen Lymphabflußgebiete heute unverändert die erfolgversprechendste Therapie des Krebses darstellt. Zur Zeit werden in der DDR etwa 35 % aller Geschwülste nur operativ, 14,5 % strahlentherapeutisch, 14,5 % kombiniert chirurgisch-radiologisch und der Rest chemotherapeutisch bzw. symptomatisch behandelt. Da die Tumorentstehung zunächst immer ein örtlich begrenzter Prozeß ist, kommt es demnach darauf an, den Krebskranken in diesem Stadium von seiner Krebsgeschwulst zu befreien. Erst wenn solche ungünstigen Verhältnisse vorliegen, wo das Krebszellenwachstum die körpereigene Abwehr überwinden kann, kommt es zu dem überschwelligen exponentiellen Wachstum und damit zur kritischen Manifestierung der Tumoren und Metastasen. Diese naturwissenschaftliche, durch experimentelle Tierversuche erhärtete Tatsache stellt nach *H. Gummel* die naturwissenschaftliche Begründung jeder operativen Krebsbehandlung dar. Es kann nicht oft genug betont werden, daß der Verlauf eines Krebsleidens viele Verhaltensmöglichkeiten offen läßt und wesentlich von biologischen Fakten, dem biologischen Bau des Tumors, Umfang und Ausbreitung der

Geschwulst und immunologischer Situationen, die das Endschicksal des Tumorträgers bestimmen, abhängig ist.

Alle Lebensvorgänge stellen dynamische Abläufe dar, die durch reversible oder irreversible Regulationsmechanismen, wie zahlreiche klinische Beispiele zeigen, zur Manifestation der Krebskrankheit führen. Man wird sicher *K. H. Bauer* zustimmen können, wenn er in seiner Monographie „Das Krebsproblem" formuliert: „Ist schon jeder Krebs im Prinzip ein Test auf Krebsverursachung und Krebsentstehung, so ist jede Krebsoperation ein erzwungenes zwar, aber ein defakto-Experiment der Krebsbehandlung". So wird in der Hand des Spezialisten der technisch möglichste radikale chirurgische Eingriff, d. h. die vollständige Entfernung der Geschwulst im Gesunden und en bloc mit den regionären Lymphknoten, wie entsprechende eigene und andere Statistiken und vergleichende alternierende Serien der Klinik übereinstimmend zeigen, immer die bestmöglichste chirurgische Behandlungsmethode darstellen. In den vergangenen 25 Jahren wurden ca. 26000 operative Geschwulsteingriffe in der Robert-Rössle-Klinik nach diesen onkologischen Grundprinzipien durchgeführt, davon im Jahr 1972 allein ca. 2000 Operationen. Diese gewaltige physische und psychische Arbeitsleistung der Mitarbeiter des chirurgischen Bereichs, die in diesen Zahlen sich widerspiegelt, läßt auch ermessen, welche bedeutsamen Erfahrungswerte und neue wissenschaftliche Erkenntnisse experimentell und operativ gewonnen wurden, und in zahlreichen wissenschaftlichen Beiträgen und Erstbeschreibungen der Praxis zugänglich gemacht werden konnten. So galt es, vorzugsweise auf den Gebieten der Abdominal- und Thoraxchirurgie methodisch neue Operationsverfahren oder Modifikationen zu entwickeln und auszubauen, um auch durch eine sinnvoll ausgefeilte und dem physiologischen Funktionsablauf nicht entgegenstehende Operationstechnik zur steten Verbesserung der Heilungsergebnisse beizutragen und die Rezidivquote so klein wie möglich zu halten. Die radikale Krebschirurgie unterscheidet sich von vielen bekannten Standardoperationen dadurch, daß sie als ein individuelles Problem oft eine sehr spezielle, auf die Erfordernisse des Geschwulstleidens eingestellte operative Technik zur Voraussetzung hat. Darüber hinaus wird trotz radikaler örtlicher Entfernung der malignen Geschwulst beim fortgeschrittenen Organkrebs die Dauerheilung dadurch limitiert, daß Lokalrezidive und Spätmetastasen auftreten, die den Lebensablauf entscheidend beeinflussen. Dies läßt auch dem Chirurgen erkennen, daß die endgültige Krebsheilung ein komplexes aber kein allein technisch-operatives Problem sein kann, sondern auch der Einsatz anderer Methoden wie Telekobaltbestrahlungen, Chemo- und Immuntherapie allein oder zuweilen zusätzlich erforderlich werden, um dadurch zumindest eine Lebensverlängerung – einen palliativen Erfolg – zu erzielen. Beim Magen- und Lungenkrebs überwiegen die fortgeschrittenen Stadien in unserem Krankengut bei weitem. Besonders die Karzinome des Mageneinganges haben vielfach die Tendenz relativ lange Zeit still und symptomlos bzw. symptomarm zu wachsen und sind bei Klinikaufnahme zumeist bereits in die Magenwände eingebrochen und haben die umgebenden Organe wie Leber, Netz, Bauchspeicheldrüse und regionäre Lymphknoten mit einbezogen. Die Behandlungsergebnisse beim Bronchialkarzinom konnten in der Robert-Rössle-Klinik in den beiden Perioden 1949 bis 1961 und 1962 bis 1968 in bezug auf die 5-Jahresheilungsergebnisse von 21 auf 32 % der resezierten Fälle verbessert werden, wobei allein in unserer Klinik etwa 2500 thorakale Geschwulstoperationen durchgeführt wurden. Diese Tatsache ist neben der Erweiterung der Operationsindikation und dem Ausbau eigener plastischer Operationsverfahren an der Lunge sehr wesentlich auch den von uns mitpropagierten Röntgenreihenuntersuchungen der Bevölkerung der DDR zu danken.

Ohne eine leistungsstarke Anaesthesieabteilung sind derartige radikale Geschwulsteingriffe nicht denkbar und durchführbar. Die Mitarbeiter der Anaesthesieabteilung haben nicht nur in vorzüglicher Weise die praktische Anaesthesie auch an zahlreichen Risikopatienten durchgeführt, sondern sie haben auch wissenschaftlich äußerst wertvolle Grundlagen für die intraoperative Patientenüberwachung geschaffen, die auch im Ausland stark beachtet worden sind und Nachahmung gefunden haben. Entscheidend für gute Heilungsergebnisse in der Karzinomchirurgie ist auch eine Tag und Nacht einsetzbare Abteilung für postoperative Intensivtherapie, um zur Wiederherstellung und zum Ausgleich von Stoffwechselentgleisungen und Elektrolytverschiebungen nach großen erweiterten Risikooperationen in den ersten Stunden und Tagen nach der Operation beitragen zu können. Die individuelle psychologische Krankenführung spielt gerade auf dieser wichtigen Abteilung eine besondere Rolle. Stete Kontrolle der verschiedensten naturwissenschaftlichen Parameter, wie z. B. die Messung der Blutgase, des Säure-Basenhaushaltes im Blut, des Druckes in den zentralen Venen oder in der Lungenarterie sowie die ständige Überwachung des Wasser- und Elektrolythaushaltes gehört heute für den Chirurgen

beim kritisch Kranken ebenfalls zum grundlegenden Wissen seines Fachgebietes.
Die besonders klinisch und wissenschaftlich aktive Abteilung der Klinik für zytostatische Therapie des Krebses sieht ihre Hauptaufgabe in der Organisation und dem Ausbau einer kooperativen individuellen Behandlung von Tumorpatienten durch abgestimmte Nutzanwendung der von verschiedenen Fachabteilungen des Zentralinstituts für Krebsforschung erbrachten Parameter beim Patienten. Dabei finden Untersuchungsergebnisse des individuellen Immunstatus, der speziellen Histologie, Mikrobiologie, Zellbiologie, Endokrinologie, Biochemie und Haemostasiologie routinemäßigen Einsatz bei der spezialisierten Diagnostik und Tumortherapie. Zu den wichtigsten therapeutischen Aufgaben des Bereiches Radiologie schließlich gehört die physikalische und biologische Optimierung der Strahlenbehandlung der Krebspatienten. Nach der Einführung der Telekobaltgeräte mit ihrer hohen Dosis auch für Tumoren im Körperinneren mußten neue Bestrahlungsmethoden entwickelt werden. Das Problem dabei war, die bei der Bestrahlung entstehende Dosisverteilung im Körper vorauszuberechnen, die von zahlreichen Einflußgrößen wie Körperform, Tumorlage und -größe, unterschiedliche Gewebeabsorption, Strahlenenergie und Ausdehnung, Bewegungen der Strahlenquelle u. a. beeinflußt wird. Diese Aufgabe wurde mit Hilfe der EDV gelöst und bis Ende 1972 waren zahlreiche Rechenprogramme, die bis hin zur dreidimensionalen Dosisverteilung reichen, erarbeitet und bei vielen Geschwulstlokalisationen und zahlreichen Patienten in unserer Klinik praktisch erprobt worden. Die Wirksamkeit dieser neuen Bestrahlungsmethoden fand auch international starke Beachtung und Anerkennung. Über einen vor kurzem in Kooperation des Zentralinstituts für Molekularbiologie und des Zentralinstituts für Krebsforschung begonnenen Pilotversuch über den bestmöglichen Einsatz der Neutronenstrahlung für die Krebstherapie kann zur Zeit noch nichts Abschließendes gesagt werden, da experimentelle und klinische Erfahrungen bisher noch nicht ausreichend ausgewertet werden können.
Betrachten wir noch einmal rückwärts schauend die kurz und teilweise nur angedeuteten heutigen Möglichkeiten der Prophylaxe, Diagnostik, Therapie und Metaphylaxe der Geschwulstkrankheiten, dann müssen wir zu der allgemeinen Feststellung gelangen, daß auch in der DDR zwischen dem Stand der Praxis in der Geschwulstbekämpfung und dem derzeitigen wissenschaftlichen Erkenntnisstand ein bedeutender Abstand besteht, den

wir im Interesse der Krebskranken zielgerichtet und systematisch durch gemeinsame Anstrengungen verringern müssen. Diese Feststellung traf für andere Länder auch Dr. *Candau,* der Generaldirektor der Weltgesundheitsorganisation, der in einer Erklärung zum Weltgesundheitstag 1970, der unter dem Leitwort: „Früherkennung des Krebses rettet Leben" stand, u. a. feststellte:„ Würde das, was wir heute wissen und können überall und rechtzeitig angewandt, so können 50 % der Krebskranken geheilt werden." Hierbei erwächst uns als Zentralinstitut für Krebsforschung und als Leitinstitut für die DDR eine große verpflichtende Aufgabe. Dies um so mehr, als gestern endlich dem Recht der DDR als souveräner Staat stattgegeben wurde, Mitglied der WHO zu sein. Über den VIII. Parteitag und unsere nächsten Aufgaben hat der 1. Sekretär der SED, *Erich Honecker,* in Leipzig gesagt: „Die Aufgaben sind nicht einfach, aber jeder weiß, was wir erstreben. Es geht um das Wohl jedes einzelnen, seiner Familie, seiner Freunde, seiner Nachbarn und Kollegen und unser aller sinnerfülltes und schönes sozialistisches Leben. Dafür lohnt es sich zu arbeiten. Dafür wird jeder an seinem Platz sein Bestes geben. Dabei wird jeder seine Pflicht vor unserem Volke in Ehren erfüllen." Diese klaren, unabänderlich das Ziel der sozialistischen Gesellschaft und des wahren Humanismus vor Augen führenden Worte, sollten in dieser festlichen Stunde auch für unsere Mitarbeiter Ansporn zu weiterer aktiver Mitarbeit sein. Die Aufgabe, die in Zukunft vor uns steht, ist für alle am Krebsproblem Beteiligten sicherlich noch schwerer als der bereits zurückgelegte Zeitabschnitt eines Vierteljahrhunderts. Es wird aber notwendig sein zu erkennen, daß die gesamte Wissenschaft zu einem immer mächtigeren Faktor in der Schaffung auch gesundheitlicher Werte werden wird und dabei mehr als bisher die natur- und gesellschaftswissenschaftlichen Erkenntnisse vereinigt werden müssen. Es ist deshalb nach der Meinung von ord. Akademiemitglied *M. Steenbeck:* „auch kein Wunder, daß auch immer mehr Naturwissenschaftler aus Kenntnis der Zusammenhänge und aus dem Bewußtsein ihrer Verantwortung zu gesellschaftlichen Fragen Stellung nehmen". „Die Geschichte" sagte *Marx,* „tut nichts. Es ist vielmehr der Mensch, der wirklich tätige Mensch, der alles tut." So gilt es, nach dem Rückblick auf die Entwicklung des Zentralinstitutes für Krebsforschung der Akademie der Wissenschaften der DDR in den vergangenen 25 Jahren, der zwangsläufig nur Teilprobleme herausgreifen konnte und deshalb lückenhaft und unvollständig sein mußte, neu Fuß zu fassen und den Geist wahrer Humanität und unbestechlicher Forschung, wie eine brennende Fackel von Jahr zu Jahr, von Generation zu Generation weiterzutragen. Mit aller Deutlichkeit weist ein so erfahrener Biochemiker wie *Weitzel* darauf hin, daß zwischen dem heutigen biochemischen Kenntnisstand und einer möglichen Realisierbarkeit dieser Erkenntnisse beim Krebs noch große methodische Lücken bestehen. Auch die Chemotherapie ist bisher über z. T. erstaunliche palliative Erfolge in der Praxis nicht hinausgekommen. Wenn es auch vorstellbar erscheint, daß die Erkenntnisse in der Molekularbiologie neue Wege eröffnen, Krebszellen spezifisch zu erkennen, und durch atoxische molekulare Manipulationen zu beseitigen, also auf diesem Wege ein allgemein wirksames Prinzip für die Krebstherapie zu finden, so ist die Erfüllung solcher Vorstellungen noch Erwartung an die Zukunft. Diese weltweite Forschung auf dem Gebiet der Molekularbiologie darf uns aber nicht davon abhalten, auch nach anderen naturwissenschaftlichen angewandten Methoden zu suchen, die heute und morgen für den Krebskranken einsetzbar sind. Das wird auch eine der zukünftigen Aufgaben des Zentralinstitutes für Krebsforschung sein müssen.

Mir bleibt zum Schluß noch die besonders ehrenvolle Aufgabe, allen unseren Mitarbeitern den Dank der Institutsleitung auszusprechen, ganz gleich ob sie als Wissenschaftler, Schwestern, medizinische Assistentinnen, Verwaltungspersonal, Techniker oder als Handwerker für unsere gemeinsame verpflichtende Aufgabe sich in den vielen vergangenen Jahren stets zur Mitarbeit bereit gefunden haben. Ihr persönlicher Einsatz, ihr Fleiß, ihre Hingabe für die große humanistische menschenwürdige Aufgabe, mitzuhelfen an der Bewältigung des Krebsproblems, verdient uneingeschränkte Anerkennung unserer sozialistischen Gesellschaft. Besonders herzlich gilt darüber hinaus unser Gruß und Dank auch den 29, hier nicht einzeln zu nennenden Mitarbeitern, die zum großen Teil bereits bis zu einem Vierteljahrhundert lang dem jetzigen Zentralinstitut für Krebsforschung und unseren oft schwer geprüften Kranken gegenüber treue Dienste, trotz mancher unvermeidlicher Unzulänglichkeiten und persönlicher Ressentiments, geleistet haben. So steht nach 25 Jahren, sagen wir ehrlicherweise, schwieriger aber auch faszinierender erfolgreicher Aufbauarbeit und Dank mancher kritischen Einwände, ein nicht nur in der DDR, sondern auch im gesamten Ausland hoch geschätztes Zentralinstitut für Krebsforschung der Akademie der Wissenschaften der DDR in Berlin-Buch, das von seinen beiden leitenden Direktoren, *H. Gummel* und *A. Graffi,* meisterhaft auch über manche

Tücken und Klippen hinweg aufgebaut und geleitet wurde, und denen auch alle Mitarbeiter in dieser Stunde ihren Dank schulden. Nicht zuletzt wurde die Aufbauarbeit auch tatkräftig von der Parteigruppe der SED und der BGL des Zentralinstitutes für Krebsforschung unterstützt, die sich um viele Fragen, aber besonders auch um die Aktivierung des sozialistischen Wettbewerbs und die Verbesserung und Bereicherung der Betriebskollektivverträge in den letzten Jahren wesentliche Verdienste erworben haben.
So wünschen wir dem jetzigen Zentralinstitut für Krebsforschung an seinem 25. Geburtstag in Forschung und klinischer Praxis ein weiteres blühendes Gedeihen zum Wohle unserer schönen sozialistischen Heimat und unserer so schwer geprüften krebskranken Menschen. Niemand von uns weiß, wann die naturwissenschaftliche Grundlagenforschung das Rätsel des Krebsproblems endgültig gelöst haben wird, solange werden wir Wissenschaftler, Ärzte und alle Mitarbeiter weiterhin das alte chinesische Wort beherzigen müssen, das über unserem Operationssaal steht und das uns manchmal, wenn wir zu verzagen schienen, aufgerichtet hat:

„Es ist besser ein einziges,
das kleinste Licht anzuzünden,
als die Dunkelheit zu verfluchen.“

Bei Fragen zur Produktsicherheit wenden Sie sich bitte an:
If you have any questions regarding product safety,
please contact:

Walter de Gruyter GmbH
Genthiner Straße 13
10785 Berlin
productsafety@degruyterbrill.com